CURABILITÉ

DE LA

PHTHISIE PULMONAIRE

PAR LA

MÉDICATION PHOSPHORÉE

OUVRAGES DE L'AUTEUR

—

Cours élémentaire d'hygiène, en vingt-cinq leçons, un vol. in-8°.

Hygiène pratique des femmes, un vol. in-8°.

Le Médecin de la maison, journal d'hygiène, de médecine et de pharmacie usuelles, 7 vol. in-4°.

De la bronchite, ses variétés, son traitement.

Le croup, ses causes, ses symptômes, son traitement.

Étude sur la grippe.

L'asthme et ses diverses variétés.

De l'usage des vapeurs émollientes contre diverses affections pulmonaires.

Empoisonnement des eaux potables par le plomb.

CURABILITÉ

DE LA

PHTHISIE PULMONAIRE

PAR LA

MÉDICATION PHOSPHORÉE

PAR

A. REINVILLIER

Chevalier de la Légion d'honneur,
Docteur en médecine de la faculté de Paris, ancien interne des Hôpitaux,
Lauréat de l'Académie impériale de médecine,
Ex-Président de l'Athénée des arts, sciences et lettres de Paris,
Membre de la Société de médecine pratique de Paris,
De l'Académie des sciences, arts et belles-lettres, et de la Société de médecine de Caen
De l'Académie des sciences, belles-lettres et arts de Rouen,
De la Société Havraise d'études diverses,
De la Société impériale des sciences naturelles de Cherbourg,
De l'Académie impériale des sciences, belles-lettres et arts de Savoie,
De la Société de statistique des sciences naturelles et des arts industriels de l'Isère,
De la Société d'agriculture, sciences et arts de Poligny,
De la Société de médecine de Bordeaux,
De la Société de médecine et de chirurgie pratiques de Montpellier,
De la Société impériale de médecine de Marseille.

PARIS

DENTU, LIBRAIRE-ÉDITEUR,

PALAIS-ROYAL (GALERIE D'ORLÉANS).

1870

CURABILITÉ

DE LA

PHTHISIE PULMONAIRE

PAR LA

MÉDICATION PHOSPHORÉE

INTRODUCTION

L'art médical, si précieux pour tous, participe au progrès incessant des connaissances humaines. Il y participe, malheureusement, avec une lenteur inconnue aux sciences exactes, et il ne peut en être autrement, puisque tout en s'appuyant sur ces mêmes sciences, il n'a point de règles fixes et que les problèmes qu'il a à résoudre sont aussi variés que multipliés.

Cependant, quelque lent que soit le progrès, il est incontestable; car, à côté d'une foule de situations plus ou moins obscures, bien ou mal définies, pour lesquelles on n'est pas beaucoup plus avancé qu'aux siècles qui ont précédé le nôtre, on peut citer de nombreuses conquêtes qui ont grandement profité à la vie humaine.

En présence de la lenteur que je signale, de l'impossibilité de la modifier et surtout à cause du but élevé que se propose l'art de guérir, il est extrêmement important que chaque découverte médicale, chaque perfectionnement bien évident, soient connus de tous les médecins, afin qu'ils s'en emparent et les appliquent immédiatement.

On peut même poser en principe que tout médecin qui tient une vérité inconnue ou peu connue aux autres, commet un crime de lèse-humanité s'il la garde pour lui par calcul ou par indifférence. Il doit, au contraire, la proclamer et la répandre, sous la garantie de sa probité scientifique. Personne ne s'inscrirait, à coup sûr, contre une idée généreuse ; car tout le monde rend hommage à la loi qui proscrit les remèdes secrets et les médicaments brevetés.

Mais il n'est pas toujours facile de faire son devoir, et trop souvent celui qui a la bonne volonté de l'accomplir s'en trouve empêché par mille raisons.

D'abord, on n'aime pas à se poser comme *guérisseur*, mot qui, pour le plus grand nombre, équivaut à celui de charlatan, et il serait très-pénible à l'homme qui a passé une partie de sa vie dans de longues et difficiles études, d'être confondu avec le premier zouave venu ou avec quelque nègre plus ou moins effronté. Donc, si je n'exerçais la médecine depuis plus de vingt-cinq ans, dans le même arrondissement de Paris, avec une honorabilité incontestable et incontestée ; si je n'avais une clientèle nombreuse et qui m'est attachée, je ne sais si j'oserais publier un mode de traitement particulier contre la phthisie pulmonaire.

Mais tous ceux qui me connaissent, confrères et gens du monde, savent que je tiens à l'estime publique ; que je n'ai aucun besoin de faire du charlatanisme, et qu'en publiant ce travail, sur la curabilité de la phthisie, je suis mû par une conviction profonde et par la conscience d'accomplir un devoir.

QUELQUES CONSIDÉRATIONS SUR LA PHTHISIE.

De toutes les maladies qui sévissent sur l'espèce humaine, la phthisie pulmonaire est l'une des plus fréquentes et peut-être la plus meurtrière : elle a donc droit à toute l'attention des médecins, et elle explique parfaitement les nombreuses recherches dont elle a été l'objet à toutes les époques, soit au point de vue pathologique, soit sous le rapport hygiénique et prophylactique, soit, enfin, dans le but de la combattre et de la guérir.

Si l'on savait, généralement, que la phthisie détruit annuellement un cinquième environ de la population, nul doute que la crainte qu'elle inspire ne fût de beaucoup augmentée et nul doute aussi que les travaux qui ont pour but sa curabilité ne fussent grandement encouragés par les gouvernements. Ils le seraient également par ces bienfaiteurs de l'humanité qui lèguent une partie de leur fortune aux Sociétés savantes, pour fonder des prix en faveur des hommes laborieux qui reculent les limites de la science et trouvent parfois des remèdes efficaces aux fléaux les plus redoutables.

On a cependant, en général, plus de frayeur des maladies qui tuent rapidement, telles que la rage, et de celles qui frappent sous la forme épidémique, comme le choléra ou la variole. En effet, lorsqu'on voit, dans une épidémie de choléra, des hommes forts et vigoureux être subitement atteints et succomber dans la proportion de 50 pour 100 ; quand on n'a qu'une chance sur deux de guérir au moment où l'on commence à ressentir les prodrômes de la terrible maladie, il n'est pas étonnant que la peur s'empare du malade et de ceux qui l'entourent, et l'on s'habitue alors à regarder cette affection comme l'une des plus destructives. La phthisie pulmonaire est toutefois beaucoup plus redoutable.

La phthisie ne tue pas, comme le choléra, vingt mille personnes en quelques mois dans une grande cité ; elle ne décime pas une armée avant la bataille ; mais contrairement aux fléaux qui passent comme l'ouragan et ne reparaissent qu'à de longs intervalles, elle est là, toujours là, au milieu des populations, chez tous les peuples, dans tous les climats et sous toutes les latitudes ; elle est prête à frapper, s'attaquant à tous les âges, à tous les tempéraments, entrant dans les familles les plus saines et les plus vigoureuses et n'épargnant même pas les animaux domestiques.

Ce qui contribue encore à ce que la phthisie n'inspire pas toute la crainte qu'elle devrait produire, c'est la manière insidieuse dont elle débute généralement. Souvent, en effet, le phthisique ne souffre que peu durant plusieurs mois et même pendant plusieurs années. Il ne présente guère que les malaises habituels des gens à constitution débile, et lorsque la maladie vient s'affirmer d'une manière positive, avec tout le cortége des symptômes qui lui sont propres, on s'est déjà habitué à désespérer du malade ou au moins à penser que sa vie pourrait bien être compromise.

Je ne parle pas de cette forme de la maladie à laquelle on a donné le nom aussi terrible que pittoresque de *Phthisie galopante*, forme dans laquelle un sujet auparavant sain et robuste peut périr au bout de quelques semaines, après avoir parcouru avec une effrayante rapidité toutes les phases qu'un autre malade ne subirait qu'en douze à quinze mois. Cette forme, toutefois, est généralement très-redoutée, et les gens qui l'observent de près, qui sont témoins de sa puissance destructive, sont parfois grandement effrayés.

Une maladie qui frappe aussi durement sur l'espèce humaine, qui prélève sur la vie en faveur de la mort un impôt de 20 pour 100, mérite donc que les savants s'en occupent avec persévérance. Il est bien peu de familles qui n'aient à déplorer la perte de quelqu'un de ses membres mort phthisique, et celles-là qui ont assisté l'un de ces infortunés malades savent s'il a souffert. En effet, cette croyance, populaire qui consiste à regarder la phthisie comme exempte de souffrance vive, n'est qu'un préjugé qui ne mérite pas d'être réfuté.

En présence d'une maladie aussi grave sous tous les rapports, la société est en droit de demander compte aux médecins de leurs études. Elle peut, avec juste raison, désirer savoir où en est la question et s'enquérir surtout de la partie thérapeutique; car s'il est intéressant de savoir que Laënnec, l'immortel Laënnec, comme on dit, ouvrit, en 1816, une nouvelle carrière à la science du diagnostic, en découvrant l'auscultation, il est naturel de demander si la partie clinique a été aussi l'objet de précieuses découvertes.

Que l'illustre Laënnec, après avoir doté la science d'une manière aussi splendide, soit mort phthisique, il n'y a rien là d'extraordinaire. On pourrait y voir, tout au plus, une de ces leçons qui doivent abaisser l'orgueil humain. Mais puisque la Providence a donné à l'homme une intelligence qu'il met au service de sa propre conservation, on doit croire qu'à l'aide de la découverte toute française de l'auscultation, la science est arrivée à triompher de la phthisie. Cependant, on se demande aujourd'hui, dans le monde, si la phthisie est réellement guérissabble, et l'orsqu'on dit d'un malade qu'il est poitrinaire, c'est comme si l'on parlait de sa condamnation à mort.

*

LA PHTHISIE EST-ELLE INCURABLE?

Je dois me hâter de dire que si les gens du monde n'admettent pas généralement la curabilité de la phthisie, il n'est pas un médecin instruit qui ne la croie possible, au moins dans certaines conditions. Il n'est pas rare, cependant, de rencontrer des praticiens consciencieux, profondément découragés à l'endroit de la phthisie. Leurs efforts ont été si souvent infructueux qu'ils ont une sorte d'aversion pour la thérapeutique de cette maladie. Ils ont éprouvé de si douloureuses déceptions qu'ils en sont venus à douter de la curabilité, et ils ne font plus guère que la médecine des symptômes, n'ayant recours qu'à certains palliatifs, dont ils n'attendent qu'un peu de soulagement pour le patient.

Je me rappelle avoir passé moi-même par cette phase de croyance médicale que je signale ici. Desespéré de voir presque constamment les pauvres phthisiques marcher, à travers mille souffrances, vers une catastrophe que je ne pouvais conjurer, je soignais presque à regret cette catégorie de malades, maudissant volontiers l'impuissance de mon rôle et humilié en quelque sorte d'être aussi faible dans la lutte. Aujourd'hui, la situation est bien différente : encouragé par de nombreux résultats, comme on le verra plus loin, je donne mes soins aux phthisiques avec une sorte de prédilection, et l'on doit comprendre tout le bonheur que j'éprouve chaque fois que je parviens à arracher l'un d'eux à la mort.

Malheureusement, il y a des maladies qui sont réellement incurables, telles que le cancer, l'hydrophobie, etc. Aussi chaque fois qu'on annonce un nouveau moyen de traiter avec succès ces terribles individualités morbides, les médecins sont naturellement en défiance et ils se demandent s'il en sera du remède nouveau comme de ceux auxquels il succcède ; s'il ne seia pas bientôt abandonné après quelques essais, et par crainte de la déception ils restent indifférents.

Ces praticiens commettent, dans ce cas, une véritable faute; car il faut bien admettre que toutes choses iront se perfectionnant et qu'on trouvera moyen de guérir un jour certaines affections qui sont aujourd'hui au-dessus des ressources de l'art. Et si ce moment allait être proche? Si, faute d'essayer tel ou tel remède, on a laissé succomber dans les souffrances des malheureux qu'on eût pu sauver? Que de reproches, alors, pour les indifférents et les sceptiques.

Essayer de guérir est toujours un devoir, même dans les maladies reconnues jusque-là pour incurables. A plus forte raison doit-on toujours tenter de guérir la phthisie, puisque *beaucoup de phthisiques guérissent d'eux-mêmes*, sans médication et par le seul bénéfice de la nature.

Je dis qu'il y a des phthisiques qui guérissent seuls, et les autopsies qui sont faites dans les hôpitaux de vieillards le prouvent suffisamment. Il n'est pas rare, en scrutant les cadavres de malades ayant succombé à toute autre maladie, de constater des traces d'une ancienne phthisie, d'observer des cicatrices ayant succédé à d'anciennes cavernes.

C'est ainsi que M. Natalis Guillot a démontré qu'à l'hospice de Bicêtre, les quatre cinquièmes, au moins, des vieillards dont il examinait les poumons après la mort, présentaient des signes incontestables d'une très-ancienne phthisie. M. le docteur Beau a signalé des faits semblables à la Salpêtrière et dans une proportion encore plus considérable, puisque dans 160 autopsies de vieilles femmes, il a trouvé 157 fois des cicatrices de cavernes au sommet de l'un ou l'autre poumon. Ces individus, morts de vieillesse ou de tout autre mal que la phthisie, avaient eu autrefois des tubercules ulcérés, des excavations en suppuration, et cependant ils avaient guéri.

La fréquence des faits que je cite ici a produit cette phrase d'un médecin des hôpitaux : « Dans la phthisie pulmonaire, la » guérison est la règle et la mort l'exception ». Ne passons pas du doute non scientifique à une affirmation exagérée : oui, la phthisie est curable, très-curable; mais, malheureusement, la guérison est loin d'être la règle.

Il est néanmoins évident que si certaines phthisies guérissent dans la période la plus avancée, lorsqu'il existe des excavations dans les poumons par suite de destruction du tissu pulmonaire, il est évident, dis-je, qu'un grand nombre de malades, atteints depuis peu de temps, guérissent sans que leur rétablissement soit remarqué.

Tout cela est très-encourageant pour la thérapeutique, et puisque la phthisie pulmonaire est guérissable, on ne doit pas se borner à soulager le malade, il faut chercher le meilleur moyen curatif et se hâter de l'appliquer.

DU TRAITEMENT DE LA PHTHISIE.

Beaucoup de médicaments ont été préconisés pour le traitement de la phthisie, et l'on peut dire qu'une grande partie de la matière médicale y a passé. En effet, une foule de préparations pharmaceutiques administrées ensemble ou séparément peuvent être utilisées dans ce traitement, au point de vue de l'amélioration de la maladie, de la diminution de certains symptômes et de la prolongation de la vie.

Les remèdes dits curatifs sont plus rares et leur emploi n'a eu souvent qu'une durée éphémère : telles sont, par exemple, les préparations iodées qui, après avoir été tant préconisées, sont aujourd'hui à peu près abandonnées. Si elles avaient produit les merveilles qu'on leur attribuait, il n'y aurait plus maintenant qu'une voix pour les prôner, et l'on ne parle guère que de leur peu d'efficacité et même des dangers qu'elles font souvent courir au malade.

Il serait fastidieux de passer ici en revue les divers modes de traitement qui ont été successivement appliqués à la phthisie. Ce serait tout au plus convenable dans un traité complet de cette maladie, et j'ai hâte, d'ailleurs, d'arriver à l'exposé du traitement héroïque que je veux faire .connaître. Je regarde sa propagation comme un devoir de premier ordre. Il s'agit d'une nouvelle étape dans les conquêtes de l'art de guérir, d'une médication, enfin, qui doit être classée au nombre des grands progrès qui caractérisent le siècle présent.

DE LA MÉDICATION PHOSPHORÉE DANS LE TRAITEMENT DE LA PHTHISIE.

J'emploie ici, avec intention, le mot médication et non celui de médicament; car, quoique le phosphore soit véritablement le spécifique de la phthisie, comme le fer est celui de la chlorose, le mercure celui de la syphilis et le quinquina celui de la fièvre intermittente, etc., c'est à une médication, c'est-à-dire à un ensemble de remèdes, ayant en tête le phosphore, qu'il faut recourir et non pas au phosphore tout seul. Il ne s'agira pas ici, par conséquent, du phosphore seulement, mais de la médication parfois assez complexe, à laquelle j'ai dû de nombreux et durables succès.

Employer le phosphore comme médicament n'est pas une idée nouvelle, et elle ne pouvait manquer de se produire, puisque ce corps combustible fut découvert d'abord dans l'organisme humain et que la plupart des travaux dont il a été l'objet ont eu lieu sur la matière purement animale. En effet, Brandt découvre le phosphore en 1669, en soumettant l'urine humaine à une forte calcination. Plus tard Gahn et Scheele trouvent le moyen de l'extraire des os et de le préparer en grand. Enfin, l'illustre Vauquelin le signale dans la matière nerveuse et le démontre dans l'œuf de plusieurs animaux, en émettant la probabilité d'une identité de composition élémentaire dans tous les œufs, à quelque classe d'animaux qu'ils appartiennent.

Du moment où le phosphore était reconnu comme l'un des éléments de nos organes, on devait admettre que sa quantité relative ou ses altérations au sein de l'organisme pouvaient contribuer à produire certaines maladies, et de là à l'idée de son application thérapeutique la transition est facile à comprendre. Les effets physiologiques de cette substance ont été d'abord l'objet de nombreuses recherches, et l'on doit citer en première ligne les études qui parurent dans la *Bibliothèque de Thérapeutique* de Bayle.

Les premiers essais de l'emploi du phosphore contre la phthisie datent du commencement de notre siècle; c'est à Coindet qu'est attribuée l'heureuse idée d'avoir employé, dès l'année 1802, le phosphore contre la tuberculisation. Depuis, d'autres praticiens l'ont utilisé dans le même but, sous des formes variées, et tandis que les uns l'ont fait avec succès, les autres ont vite abandonné ce médicament, faute d'en avoir obtenu un résultat immédiat. Il faut bien le dire, nous agissons trop souvent d'après les théories, et lorsque la pratique s'écarte des systèmes adoptés, lorsque, surtout, le succès ne répond pas, du premier coup, à nos essais thérapeutiques, nous sommes malheureusement portés à abandonner les agents dans lesquels nous avions espéré, pour passer à d'autres tentatives. Cela explique aussi pourquoi le médecin qui tient en main une vérité de premier ordre ne la voit pas toujours triompher de son vivant, et comment le scepticisme ou l'indifférence des praticiens retarde sans cesse la propagation des meilleures choses.

LES INDIFFÉRENTS, LES SCEPTIQUES, LES DÉTRACTEURS.

L'art médical embrasse une si vaste étendue de nos connaissances, qu'il est presque impossible au médecin le plus laborieux de pouvoir vérifier tous les faits qui marquent un progrès dans la science. Il en prend note, il en orne sa mémoire, mais l'expérimentation lui fût-elle possible, eût-il sous sa direction un nombre immense de malades, qu'il ne pourrait examiner chaque nouvelle découverte. Il craindrait, d'ailleurs, parfois de troquer le traitement habituel qu'il emploie pour telle ou telle affection, contre un autre qui lui est nouvellement signalé et sur lequel il n'est pas parfaitement édifié. Il lui faut, généralement comme garantie, l'autorité d'un nom célèbre, des faits très-nombreux et un grand amour du progrès. Si ces conditions ne sont pas remplies, il s'en tient à sa pratique, disons le mot, à sa routine, et il reste *indifférent* à ce qui se produit de nouveau dans la science.

Quant au *sceptique*, c'est une autre situation qui le crée. Celui-ci est très-savant ou très-ignorant. Il existe des hommes qui, ayant primitivement acquis de très-minces connaissances scientifiques, s'imaginent franchement que la médecine n'a fait aucun progrès depuis vingt-cinq ans. Je renonce à les persuader.

Mais il est de véritables savants, des travailleurs émérites, qui ont vu tant de fois et depuis si longtemps, le délaissement de certaines médications succéder à l'engouement que l'on avait eu d'abord pour elles, qu'il leur est bien permis d'hésiter. Hommes savants et modestes, plus il savent, mieux ils comprennent l'étendue de ce qu'il leur reste à savoir. Peut-on leur en vouloir de douter?

A ceux-là dont j'ambitionne la conquête, je dirai : Les résultats que je signale ont plus de quinze années de date. Ils sont nombreux, authentiques, irréfutables. Je vous offre donc toutes les garanties que vous pouvez désirer ; essayez le traitement que je préconise, c'est pour vous un devoir.

Quant aux *détracteurs*, qu'ils appartiennent aux médiocrités jalouses ou à la série des caractères moroses, je ne veux pas m'en occuper.

COMMENT LE PHOSPHORE AGIT-IL DANS LA PHTHISIE PULMONAIRE?

Beaucoup de praticiens, avant de se déterminer à employer une médication, veulent au moins se rendre compte de son mode d'action. Ils exigent peut-être trop, car beaucoup de faits s'affirment par leurs résultats, sans que l'on puisse en fournir une explication satisfaisante. On pourrait d'ailleurs répondre à ceux qui demandent trop, par la fameuse question : « Pourquoi l'opium fait-il dormir? » Fort heureusement, la médication phosphorée échappe à cette fin de non recevoir et une théorie rationnelle semble l'expliquer.

Si l'on admet avec Bayle six espèces différentes de phthisies on arrive bientôt à une véritable confusion. En effet, la phthisie, ulcéreuse n'est évidemment qu'une phase de la phthisie proprement dite; la phthisie cancéreuse n'est autre chose que le cancer du poumon; les phthisies granuleuses, mélaniques, calculeuses sont des maladies à forme particulière, qui n'offrent pas les mêmes symptômes que la phthisie qui forme type, la phthisie tuberculeuse.

Le tubercule doit donc être envisagé comme le véritable caractère anatomique de la phthisie, et c'est en effet sur ce corps étranger que la médication phosphorée a une action puissante et incontestable.

On admet, généralement, que ces petits corps d'un blanc jaunâtre, opaques, à forme arrondie, que l'on trouve dans le tissu du poumon, en quantité plus ou moins considérable, au début de la phthisie, les tubercules enfin, n'appartiennent pas à un tissu dégénéré; qu'ils forment bien un produit accidentel, de véritables corps étrangers, au milieu de tissus refoulés, mais non détruits.

Eh bien, ces corps étrangers qui, n'ayant d'abord que la grosseur approximative d'un grain de millet, peuvent acquérir celle d'une grosse orange; ces petits corpuscules, qui vont sans cesse grossissant et se ramollissant, qui ont leurs périodes de naissance, d'accroissement et de destruction, absolument comme tous les êtres vivants, doivent être considérés comme de véritables parasites.

On nous dira qu'on n'observe dans le tubercule aucune trace d'organisation ni de texture; mais cette objection, quoique sérieuse, ne détruit pas les considérations qui précèdent. Elle n'explique pas non plus pourquoi deux tubercules de même volume ont parfois une consistance si différente.

Mais cette espèce de parasite ne peut échapper à une loi générale à laquelle sont soumis leurs analogues : tout être vivant n'est envahi par le parasitisme que si les conditions de son organisme lui permettent de le recevoir. C'est ainsi que les plantes ne sont attaquées par les parasites d'origine végétale ou animale que si le sol au milieu duquel elles végètent est épuisé ou presque épuisé de certains principes.

Pour la pomme de terre, par exemple, ce serait le manque de potasse qui produirait la maladie, ainsi que M. le marquis d'Havrincourt l'a signalé le premier. Cette assertion, qui étonna d'abord le monde agricole, fut vérifiée par M. George Ville, au champ d'expériences de Vincennes, et il est bien prouvé, aujourd'hui, que l'on peut faire naître ou disparaître à volonté la maladie de la pomme de terre.

Il en est de même pour la maladie de la vigne : on l'atténue par le soufrage et autres expédients du même genre ; mais c'est en vivifiant le terrain appauvri qu'on peut seulement la détruire, ainsi que mon père l'a prouvé par de nombreuses expériences faites à Caen, en présence d'agronomes des plus distingués. Cette grande loi qui semble avoir échappé aux esprits les plus sérieux est cependant positive, et elle domine aussi bien le règne animal que le règne végétal.

L'organisme humain contient, normalement, une proportion considérable de phosphore : elle abonde particulièrement dans tout le système nerveux, cerveau, moelle épinière, etc. ; elle contribue, à l'état de phosphate, à constituer la charpente osseuse. Eh ! bien, que le phosphore ne soit pas en quantité suffisante, que le terrain humain manque de ce principe, et le tubercule naît et se développe facilement, non-seulement dans le tissu pulmonaire, mais dans tous les organes.

Ce n'est pas seulement la théorie qui affirme, c'est la chimie qui vient prouver de la manière la plus positive que le phosphore n'est pas en quantité normale chez les phthisiques. D'après les analyses de MM. Becquerel et Rodier, le sang à l'état physiologique renferme 0,354 de phosphates, tandis que dans la phthisie pulmonaire il n'en contient que 0,302 seulement.

Le sang appauvri et manquant de fer produit des maladies qui se guérissent en introduisant graduellement le fer dans l'économie. Le phosphore manquant aux organes, détermine la tuberculisation, qui peut se guérir en remédiant à la diminution du phosphore.

TOUT SE RÉUNIT POUR PROUVER LE RÔLE IMPORTANT DU PHOSPHORE DANS L'ÉCONOMIE.

Tandis que l'action de certains médicaments échappe à notre investigation, celle du phosphore est bien évidente. Cette substance combat le tubercule, quelle que soit la forme sous laquelle on l'emploie, et s'il est nécessaire, comme on le fait pour les ferrugineux, de choisir tel ou tel mode d'administration, selon les cas et selon les sujets, elle n'en est pas moins le médicament par excellence.

C'est en vain qu'on objecterait que le phosphore est un poison, car ce n'est là qu'affaire de dosage. L'opium, qui rend en médecine de si grands services, n'est-il pas un poison très-dangereux ; le sel de cuisine lui-même, cet indispensable condiment de notre alimentation, ne serait-il pas, à haute dose, un poison très-actif ?

La meilleure preuve que le phosphore améliore et guérit la phthisie, c'est que son action s'affirme, soit sous la forme de pilules et à l'état pur, soit sous celle d'huile phosphorée, d'hypophosphite, de vapeurs phosphorées, de sels phosphatés, etc.

Puis, parmi les médicaments les plus accrédités contre la phthisie, ce sont ceux qui contiennent le plus de phosphore qui ont le plus d'action. Longtemps on a cru que les huiles de morue, de squale, de poisson, devaient leur vertu curative à l'iode qu'elles contiennent, et l'on passait à côté de la vérité ;

car c'est leur dosage en phosphore qui fait leur principale valeur. Ceci explique l'insuccès des huiles simplement iodées et autres préparations du même genre.

Les fécules riches en phosphates sont celles qui ont une action évidente sur la phthisie, action qui n'a pas échappé aux observateurs les plus vulgaires, et cependant ils n'ont su remonter à la cause.

Je pourrais multiplier ici les preuves de l'action curative du phosphore, mais je préfère passer aux faits; car si rien n'est brutal comme un fait, rien n'est probant comme une multitude de faits.

LES FAITS.

Les faits ne peuvent être concluants que s'ils sont relatifs à des phthisies très-avancées, à celles du troisième degré ; c'est-à-dire lorsque des cavernes creusées au milieu du tissu pulmonaire y entretiennent une suppuration qui doit être bientôt fatale au malade. Si la médication phosphorée guérit un certain nombre de ces malades, fût-il même très-petit, ses preuves sont faites; car qui peut le plus peut le moins, et sa puissance sera alors infiniment plus grande contre les phthisies moins avancées.

Je choisirai donc de préférence mes exemples parmi les phthisies graves, et au lieu de recourir à une statistique qui ne prouve rien, de dire : « A ma Clinique pour les maladies de poitrine, j'ai amélioré tel nombre de malades sur tant, j'en ai guéri tel autre » ; je montrerai des situations bien nettes, bien définies, dans lesquelles le vague n'aura aucune part.

Pour plus d'authenticité, il m'arrivera parfois de citer quelques noms propres ; tout en ne le faisant que le moins possible, je ne me le permettrai jamais sans y avoir été autorisé, ou bien après avoir acquis la certitude de ne pas déplaire aux familles qui les portent. Je ne nommerai guère, toutefois, que des malades appartenant, par quelque côté, au monde médical, et cela à titre d'appui scientifique.

Parmi ces derniers, je dois citer Georges Trébuchet, qui me fut confié par son père, membre de l'Académie impériale de médecine, secrétaire du Conseil d'hygiène publique et de salubrité du département de la Seine, de la Commission des logements insalubres, etc..

La haute position administrative de **M.** Trébuchet, ses travaux de jurisprudence médicale, ses longues études sur l'hygiène l'avaient mis en bons rapports avec toute la famille médicale.

Le Conseil de salubrité, tout entier, composé de vingt-cinq membres des plus éclairés parmi les praticiens, était à sa disposition, et plusieurs médecins de très-grand mérite avaient donné des soins à son fils, phthisique au troisième degré, lorsque **M.** Trébuchet me dit en pleurant : « J'ai entendu parler de votre traitement de la phthisie pulmonaire, vous voyez dans quel état est mon fils, je vous l'abandonne, faites ce que vous pourrez. »

Ceci se passait au commencement d'août de l'année 1858 ; Georges Trébuchet avait vingt ans, crachait le pus à pleine bouche, n'avait plus que la peau sur les os et ne quittait presque plus le lit ou la chambre. Sa situation avait été parfaitement caractérisée, il était soigné avec habileté, mais regardé comme incurable. La tâche était donc très-rude ; je ne reculai cependant pas à l'entreprendre.

Soumis régulièrement à la médication phosphorée, le jeune malade était au bout de deux mois en grande amélioration ; il toussait et crachait moins, n'avait presque plus de sueurs nocturnes et acquérait des forces. Au bout de six mois, il reprenait à la Compagnie du gaz son emploi depuis longtemps abandonné. Après une année de traitement, le 11 août 1859, **M.** Trébuchet m'écrivait pour recommander à mes soins une malade atteinte d'une affection de poitrine fort inquiétante et il ajoutait : « Georges est à Rennes ; il nous écrit qu'il va parfaitement et qu'il ne s'est jamais mieux porté. Je serais bien heureux, cher Monsieur, de vous devoir une guérison que pendant quelque temps j'ai cru, sinon impossible, du moins fort problématique. »

Dans l'esprit de M. Trébuchet, auquel on avait tant dit que son pauvre fils était perdu, la guérison n'était donc plus problématique. Aussi m'écrivait-il le 30 janvier 1860 : « Georges continue à bien supporter l'hiver, et quand je songe à ce qu'il était l'année dernière à pareille époque, je n'ose croire à une guérison complète. Vous me direz ce que vous en pensez ; mais il est certain que grâce à votre traitement et à vos bons conseils, il vient de passer une très-bonne année. Je ne vous en serai jamais assez reconnaissant. »

Il va sans dire que je possède toutes ces lettres, écrites de la main de l'honorable académicien. Le diagnostic avait été parfaitement établi et, d'ailleurs, en auscultant le jeune Trébuchet guéri, il suffisait d'une minute pour se convaincre que les tubercules pulmonaires étaient passés à l'état crétacé et que la maladie était complétement arrêtée.

Enfin, le malade, sans être gras, avait repris un certain embonpoint, il ne toussait plus, il ne crachait plus, vivait de la vie commune et avait retrouvé force et gaieté. Il a succombé dix ans plus tard, aux environs de Paris, d'une maladie étrangère à la phthisie. J'étais, malheureusement, assez malade moi-même pour ne pouvoir le visiter ; mais il a été bien constaté, par les médecins qui l'ont alors soigné, qu'il n'était pas poitrinaire. Lors même qu'il fût resté phthisique, c'eût été un grand résultat de l'avoir faire vivre dix ans, quand, de l'avis de tous, il ne devait dépasser quelques mois ; mais j'avais obtenu mieux que cela, puisque les poumons étaient depuis longtemps guéris.

CHEZ BEAUCOUP DE MALADES, LE DIAGNOSTIC DE LA PHTHISIE AVAIT ÉTÉ PARFAITEMENT ÉTABLI PAR D'AUTRES MÉDECINS.

De ce nombre est le jeune D., qui me fut présenté dans un état désespéré. Employé au journal *l'Univers illustré*, qui appartenait au propriétaire de la *Gazette des hôpitaux*, le malade avait été adressé à M. le Docteur Gendrin par M. le Docteur Brochin, rédacteur en chef de ce dernier journal.

Je transcris exactement deux ordonnances de M. Gendrin, qui précisent l'état du malade.

« Monsieur, qui nous consulte sous les auspices de notre bien-honoré confrère M. le Docteur Brochin, a 19 ans. Il n'a jamais eu de maladie sérieuse avant la maladie actuelle, qui a commencé il y a trois mois. Il avait eu l'année dernière un rhume assez intense pendant un mois. Il y a trois mois, M. s'est enrhumé et n'a plus cessé, depuis ce moment, de tousser par quintes très-fréquentes, qui ne sont cependant pas convulsives. Cette toux est restée sèche. M. a eu dès le début et conserve un mouvement fébrile qui vient le soir et cesse dans la nuit. M. maigrit modérément. Il a été pendant dix jours obligé de garder le lit, il y a deux semaines, à cause d'une plus grande intensité de l'état fébrile.

» Nous remarquons chez M. les apparences d'un tempérament lymphatique et d'une constitution altérée. Le col et la région scapulaire sont relativement émaciés. Nous trouvons les signes de la présence d'indurations lymphatiques disséminées et crues au sommet postérieur de l'organe de l'hématose droit, occupant tout le tiers supérieur et postérieur de ce viscère. La perméabilité du poumon est entière, du reste. Il y a une faible bronchite sur la région médiane et subaxillaire droite, où le malade éprouve parfois un point douloureux par les secousses de la toux.

» Nous ne trouvons aucune altération morbide ni au cœur ni aux artères.

» Nous conseillons à M., etc.

» Dr GENDRIN.

» Paris, ce 4 mars 1861. »

Je ne répète pas ici ce qui a trait au traitement qui n'a, d'ailleurs, rien de commun avec la médication phosphorée.

Mais le diagnostic de la phthisie est bien précis : indurations lympathiques disséminées et crues, c'est-à-dire tubercules disséminés au sommet postérieur du poumon droit et occupant tout le tiers supérieur de cet organe.

La seconde ordonnance faite quarante jours plus tard est encore plus explicite, et le diagnostic est des plus graves :

« Les indurations lymphatiques reconnues par nous, le 4 mars, au sommet postérieur droit de l'organe de l'hématose, sont maintenant apostématiées en un foyer anfractueux, d'où provient la matière expectorée. Nous reconnaissons aussi la présence des indurations lymphatiques au sommet opposé. Il y a un point pleurétique à gauche.

» Nous conseillons, etc.

» Dr GENDRIN.

» Paris, ce 13 avril 1861. »

Ici encore je supprime la relation du traitement, qui diffère peu de l'ordonnance précédente et qui consistait principalement dans l'administration de l'huile de foie de morue, du jus de cresson, du vin et du sirop anti-scorbutiques, tisane de lichen, enfin tout l'ancien traitement de la phthisie.

Cette fois, non-seulement les indurations lymphatiques ou tubercules sont transformées en un foyer anfractueux et suppurant, c'est-à-dire en cavernes d'où provient la matière expectorée, mais l'autre poumon était envahi. Ce fut dans ce triste état que je commençai à donner des soins au malade, juste un mois après la date de cette dernière consultation, le 13 mai 1861 ; la maladie avait continué sa marche destructive ; M. D. était considérablement amaigri, avait une toux caverneuse très-fréquente, crachait le pus et le sang avec abondance et était atteint d'une fièvre quotidienne très-pénible.

Je conseillai à M. D., qui habitait la rue d'Anjou-Dauphine, rue très-étroite et constamment humide, de s'installer d'une manière plus hygiénique. Il se logea dans l'avenue de Neuilly ;

la maison était exposée au midi, à deux pas du bois de Boulogne. Je commençai le traitement par la médication phosphorée.

L'amaigrissement fut bientôt arrêté, les muscles redevinrent fermes et saillants, la fièvre cessa, l'appétit et les forces revinrent, les sueurs nocturnes disparurent.

Enfin, l'expectoration, devenant de moins en moins abondante cessa d'être purulente et finit par se tarir. Ce fut la toux qui persista le plus longtemps et ne céda que lentement, ce qui arriva cependant avec la guérison. Le malade reprit ses occupations et sa vie habituelle.

« Je me souviendrai toujours, me disait-il quelquefois, du jour où on enleva mon crachoir qui m'était devenu inutile; cela me fit un plaisir extrême. »

AUTRES FAITS.

Je pourrais multiplier ici les relations de cas aussi graves que les précédents et des succès obtenus, si je ne craignais de tomber dans des longueurs et dans des redites; je me bornerai donc à quelques citations.

Tout le monde connaît à Saint-Maur-les-Fossés, ligne du chemin de fer de Vincennes, un excellent homme fort estimé dans le pays, M. Schmidt, qui a été au moins aussi malade que ceux dont je viens de raconter l'histoire. Ce fut au commencement de mai 1860 que je commençai son traitement, et le 12 décembre 1861, son voisin de campagne, le très-regretté Albert Monnier, auteur dramatique aussi bon que spirituel, m'écrivait : « Le père Schmidt, ce Lazare que vous avez tiré de la fosse commune, continue à chanter victoire. »

Albert Monnier a succombé presque subitement et M. Schmidt est aujourd'hui bien portant, gras et fleuri, au grand contentement de ses parents et amis.

Toutefois, M. Schmidt veille sur son hygiène avec beaucoup de soin et de prudence ; car celui qui a été phthisique conserve généralement une susceptibilité dangereuse, et s'il veut vivre longtemps, il doit se gouverner en conséquence. Malheureusement, il n'en est pas toujours ainsi, et j'ai vu un certain nombre de malades guéris d'abord qui ont succombé plus tard par leur faute.

Je me rappelle une charmante jeune fille, nièce de M. Baptiste, l'homme de confiance de M. le marquis de Saint-Georges, l'illustre littérateur, qui après avoir été guérie d'une phthisie au troisième degré, succomba plus tard d'une maladie aiguë de la poitrine contractée par imprudence.

La première fois que je vis cette jeune malade, elle était assise sur son lit, la tête appuyée contre le mur et inclinée sur une cuvette où elle crachait le pus et le sang. Tous les voisins de M. de Saint-Georges, tous les habitants de la rue de Trévise s'étonnaient de la voir passer quelque temps après, gaie et folâtre, se souvenant à peine de sa maladie.

Un soir, elle resta le long de la Seine à contempler un feu d'artifice ; elle avait le cou nu, était légèrement vêtue, et dès le lendemain elle tombait malade pour ne plus se relever.

Parfois, chez les phthisiques, la guérison n'a pas lieu d'une manière absolue ; c'est-à-dire que l'état général s'améliorant considérablement, il reste néanmoins des symptômes locaux, limités, qui ne mettent pas la vie en danger, mais qui obligent le malade à se tenir sur ses gardes. C'est un véritable temps d'arrêt dans une maladie des plus graves, ce qui est encore un bon résultat.

Mlle Odile Bennati, sœur de la gracieuse cantatrice du même nom, est un exemple frappant de cette quasi-guérison. Phthisique au troisième degré, elle est redevenue grasse et fraîche, tout en conservant un peu de toux. Une seule caverne, siégeant au sommet du poumon droit, ne s'est pas comblée et s'est entourée d'une induration qui l'isole des tissus voisins. Cette anfractuosité communique avec les bronches, et tous les jours, vers la même heure, le produit purulent est rejeté par un effort de vomissement. De sorte que si le médecin expérimenté ausculte la malade, il constate ce reste d'une phthisie des plus avancées, tandis que le simple aspect de la malade indique une très-belle santé.

Cette situation n'a pas varié depuis une dizaine d'années; tout indique qu'elle se continuera pendant un temps très-long. Ce résultat, qui est dû à la médication phosphorée, est assurément des plus remarquables.

La petite fille du général de B. a présenté une variété de terminaison qui est encore plus extraordinaire. Une caverne restante avait produit un trajet fistuleux entre deux côtes, qui donnait passage à un écoulement purulent assez abondant. J'ai perdu de vue cette enfant, je ne saurais dire si la fistule a fini par se tarir.

DANS BEAUCOUP DE CAS, LORSQUE LA GUÉRISON NE PEUT S'OPÉRER, ON OBTIENT AU MOINS UNE AMÉLIORATION CONSIDÉRABLE.

Prolonger la vie des malades, diminuer leurs souffrances, augmenter leur force de résistance sont déjà de précieux résultats que j'ai obtenus sur un nombre considérable de malades, ainsi que cela a été vérifié par les médecins les plus compétents. Il me serait impossible de citer ici tous les cas de ce genre, tant ils sont nombreux, j'en indiquerai quelques-uns.

M. P., phthisique très-avancé, me fut confié le 7 janvier 1859 par M. le docteur Chanet, médecin aussi savant que consciencieux et que le moindre progrès ne laisse jamais indifférent. M. D. ne sortait plus de sa chambre depuis longtemps. Après trois semaines de traitement, il put aller à pied de la rue Geoffroy-Marie, où il demeurait, jusqu'à la Madeleine. Il ne cessait de parler du bien-être nouveau qu'il ressentait.

M{{lle}} C., de Saint-Mandé, près de laquelle je fus appelé par mon aimable confrère, M. le docteur Bordet, le 18 juin 1858, se trouvait dans une situation non moins grave, puisqu'elle avait en plus, depuis sa naissance, une difformité de la taille qui nuisait considérablement aux fonctions des organes thoraciques. M. le docteur Bordet, l'un des praticiens les plus distingués que je connaisse, rendit loyalement hommage à mon traitement.

Mlle de Costar, appartenant à la grande maison de modes de Mme Euphrosine Lesas, a été d'abord guérie d'une phthisie très-grave. La récidive s'est malheureusement produite, plusieurs années après, sous l'influence d'un travail opiniâtre et d'une constitution débilitée.

M. B., originaire du Brésil et connu de toute la colonie brésilienne, qui se trouvait à Paris en 1864, était dans les plus mauvaises conditions possibles ; né d'une mère phthisique, ayant subi les maladies les plus graves et présentant une constitution des plus chétives. Habitué à ne faire que sa volonté, comme tous les enfants gâtés, il ne suivait le traitement que par saccades et cependant en retirait toujours de très-grands avantages lorsqu'il le reprenait avec quelque suite.

J'ai eu pour ce malade des conférences avec les professeurs Trousseau, Andral et Hardy. Ces éminents praticiens s'étonnaient qu'un malade puisse vivre aussi longtemps avec le peu de poumons qui pouvait encore fonctionner. Au reste, le beau-frère du malade, M. le marquis d'Abrantès, alors ministre des affaires étrangères du Brésil, me témoigna, de la manière la plus gracieuse, le cas qu'il faisait de mon traitement.

Citerai-je encore Mme Augier, femme de l'honorable pharmacien de Neuilly, qui retrouva, avec la médication phosphorée, une amélioration inespérée et dont je fus assez heureux pour prolonger les jours, à l'immense joie d'une famille des plus intéressantes et des plus unies.

Il en a été de même de la femme de M. Rouby, de Sèvres, l'ingénieux inventeur des sources artificielles ; du frère de l'excellent docteur Lecaudey et d'un grand nombre d'autres malades.

PUISQUE LA MÉDICATION PHOSPHORÉE EST SOUVENT PUISSANTE DANS LES CAS GRAVES, ELLE DOIT ÊTRE, NÉCESSAIREMENT, TRÈS-PRÉCIEUSE LORSQUE LA MALADIE EST MOINS AVANCÉE.

C'est là une vérité qui n'a pas besoin d'être démontrée et pour laquelle je renonce à produire des preuves. Il me faudrait, en effet, exhiber une longue liste de malades, remonter au début de leur état pathologique pour lequel les redites abonderaient ici.

Beaucoup d'ex-phthisiques ont vu s'écouler, depuis leur guérison, de nombreuses années qui sont la meilleure des garanties. Citons parmi eux, de mémoire, M. Georges, le très-habile opérateur de la photographie Reutlinger, arrivé à un degré de marasme extrême, et qui est aujourd'hui gros et gras ; le frère de M. le docteur Parbat de Bassuet (Marne) ; Mme Maurel, dont le mari, voyageur de commerce, appartient à la maison Privat ; Mme H., femme d'un honorable magistrat ; etc., etc.

En commençant ce travail, j'avais l'intention d'y comprendre les résultats que j'ai obtenus dans certaines maladies de la voix : ceux qui furent si utiles à Mme U....., au temps de ses plus grands succès ; les soins donnés à Mlle T......, la diva populaire et à beaucoup d'autres artistes et avocats connus. J'ai craint, en m'occupant ici de ces affections, qui ne mettent pas la vie en danger, de diminuer la gravité de ce que j'avais à dire sur la phthisie pulmonaire.

DU TRAITEMENT.

J'ai dit précédemment que les formes sous lesquelles le phosphore est administré contre la phthisie doivent varier selon les cas auxquels on a affaire, et il en est de même du dosage : tel sujet supportera d'emblée une dose très-forte et tel autre ne pourra être amené à la tolérer qu'en agissant graduellement et par fractions très-minimes. J'ai vu des malades qui avaient des hémorrhagies bronchiques pour la moindre dose ingérée ; chez ceux-là il faut agir avec beaucoup de prudence. Le médecin ayant, d'ailleurs, à chaque nouveau malade dont il entreprend le traitement, un problème différent à résoudre, ne peut organiser sa thérapeutique d'une manière identique.

Cependant, pour ceux-là qui ne peuvent supporter le phosphore administré à l'intérieur sous forme solide ou liquide, il est un moyen précieux dont je fais un grand usage, c'est l'absorption par la peau.

On sait qu'un très-grand nombre de médicaments peuvent être facilement transportés dans l'économie en passant par l'enveloppe tégumentaire. Les frictions mercurielles constituent un précieux moyen d'administrer le mercure, dans certains cas ; des empoisonnements peuvent facilement avoir lieu par la peau, ce qui est parfois arrivé avec des cosmétiques de mauvaise nature ; il est donc facile aussi de faire pénétrer le phosphore par cette voie dans tout l'organisme.

Chez la plupart des malades dont j'ai parlé ici, j'ai employé, avec le plus grand avantage, les frictions d'huile phosphorée, à doses très-variées, selon les cas. Ces frictions quotidiennes ont même, généralement, eu lieu en même temps que j'administrais le phosphore par la bouche. C'est un moyen puissant auquel je ne sache pas qu'aucun médecin ait eu recours avant moi.

J'avais un jour chez M. B., Boulevard Poissonnière, 23, une consultation avec le professeur Barth, pour un jeune phthisique auquel je faisais faire des frictions phosphorées. « Vous devriez, me disait le docteur Barth, publier ce moyen ; nous manquons de ressources contre la phthisie. » En satisfaisant aujourd'hui au vœu de l'éminent praticien, j'obéis, en même temps, à un sentiment humanitaire.

Mais, ainsi que je l'ai dit précédemment, la manière d'administrer le phosphore devant varier à l'infini, c'est à une véritable médication phosphorée que les malades sont soumis.

Toutefois, il ne faut pas faire abandon des médicaments auxiliaires. La phthisie pulmonaire est une maladie tellement grave, que tous les moyens pour la combattre doivent être requis. C'est ainsi que, selon les cas, on doit avoir recours aux boissons pectorales et émollientes, aux opiacés, aux sulfureux, parfois même aux huiles de foie de morue et de squale, aux vésicatoires volants, aux révulsifs de toute nature. La médication tonique trouve bien souvent aussi un utile emploi. Enfin, il ne faut dédaigner aucun des moyens reconnus utiles aux phthisiques; car ils peuvent successivement venir en aide à la médication phosphorée.

RÉSUMÉ.

La phthisie pulmonaire est l'une des maladies les plus graves et les plus meurtrières qui affligent l'espèce humaine. La crainte qu'elle inspire est bien légitime, puisqu'elle détruit annuellement un cinquième de la population.

Pendant longtemps, la phthisie a passé pour incurable; mais, aujourd'hui, le nombre des médecins qui ne croient pas à sa curabilité se restreint de plus en plus. Comment douter, en effet, que la phthisie ne soit guérissable, puisque beaucoup de phthisiques guérissent d'eux-mêmes, par le seul bénéfice de la nature. Dans les hospices de Bicêtre et de la Salpêtrière, on trouve fréquemment des cavernes pulmonaires cicatrisées, en faisant l'autopsie d'individus morts de vieillesse.

Beaucoup de traitements ont été préconisés contre la phthisie; on peut dire que toute la matière médicale y a passé. Si ces médications ont souvent échoué, cela tient surtout à ce qu'elles ont été employées avec mollesse, sans conviction et aussi parce qu'elles s'adressaient à des malades complétement épuisés.

Bon nombre de médicaments sont utiles aux phthisiques, mais le phosphore est le plus précieux de tous. L'emploi de la médication phosphorée constitue un moyen des plus puissants auquel beaucoup de phthisiques ont dû leur guérison.

L'action du phosphore est facilement expliquée. Cette substance existe, normalement, en proportion notable dans l'organisme humain, et lorsqu'elle ne s'y trouve pas en quantité suffisante, le tubercule naît et se développe facilement, non-seulement dans le tissu pulmonaire, mais dans tous les organes. L'expérience confirme largement la théorie, puisque, d'après les analyses faites par les chimistes les plus compétents, le sang des phthisiques contient beaucoup moins de phosphore qu'il n'en renferme à l'état physiologique.

L'action du phosphore est tellement évidente, que les phthisies sont améliorées ou guéries par toutes les préparations phosphorées, quelle que soit la forme sous laquelle on les emploie. Cependant, de tous les moyens d'administrer le phosphore, l'absorption par la peau est la meilleure; c'est pourquoi les frictions à l'huile phosphorée occupent un rang important dans la médication que j'emploie.

Aucun praticien, que je sache, n'a utilisé avant moi les frictions phosphorées contre la phthisie. Faites avec persévérance, exécutées avec soin et méthode, elles m'ont donné de précieux résultats, et cela depuis plus de quinze ans.

Parmi les nombreux malades que j'ai traités, des phthisiques au troisième degré ont été guéris; d'autres ont vu s'améliorer leur situation, et leur vie a été prolongée de plusieurs années. Chez beaucoup de malades, le diagnostic, d'ailleurs si facile, avait été parfaitement établi par d'autres médecins.

La médication phosphorée étant souvent puissante dans les cas graves, on comprend qu'elle doit être nécessairement très-efficace lorsque la vie est moins compromise. Des faits multipliés, authentiques ont mis cette vérité en lumière, et beaucoup de phthisiques rendus à la santé ont vu s'écouler de nombreuses années depuis leur guérison.

Le traitement a dû varier selon les cas, mais le phosphore a été le principal moyen de guérison, et les frictions phosphorées ont occupé le premier rang dans cette puissante médication.

TABLE DES MATIÈRES

—